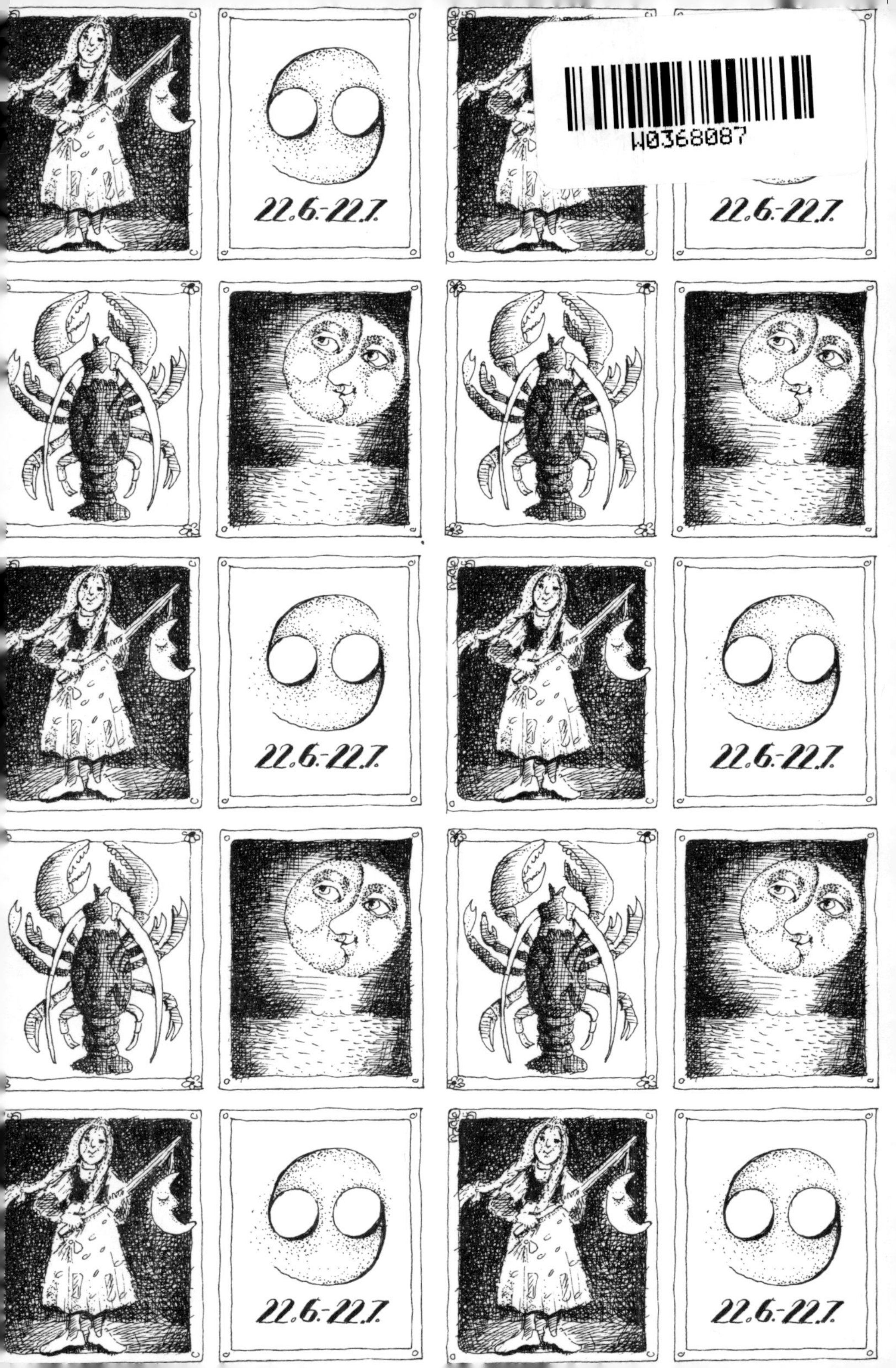
22.6.-22.7.
22.6.-22.7.
22.6.-22.7.
22.6.-22.7.
22.6.-22.7.
22.6.-22.7.

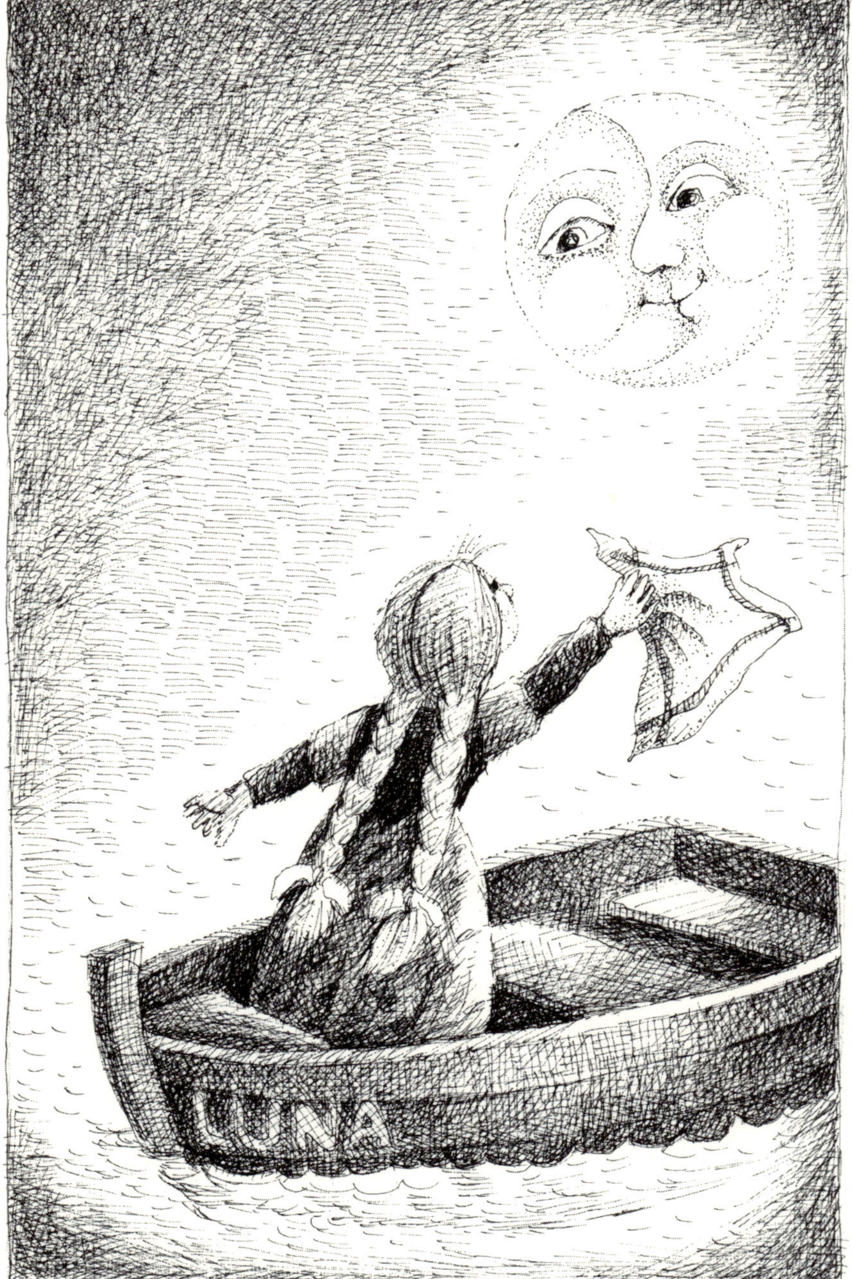
LUNA

Leselöwen-Geburtstagsbuch

Gina Ruck-Pauquèt

Geschichten für das Krebs-Kind

Zeichnungen von Petra Probst

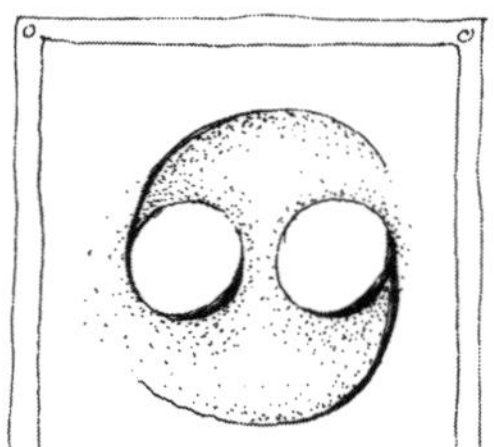

Loewe

CIP-Kurztitelaufnahme der Deutschen Bibliothek

Ruck-Pauquèt, Gina: Leselöwen-Geburtstagsbuch
Gina Ruck-Pauquèt. Zeichn. von Petra Probst.
Bayreuth: Loewe
Geschichten für das Krebs-Kind
1. Auflage 1983
ISBN 3-7855-1922-2

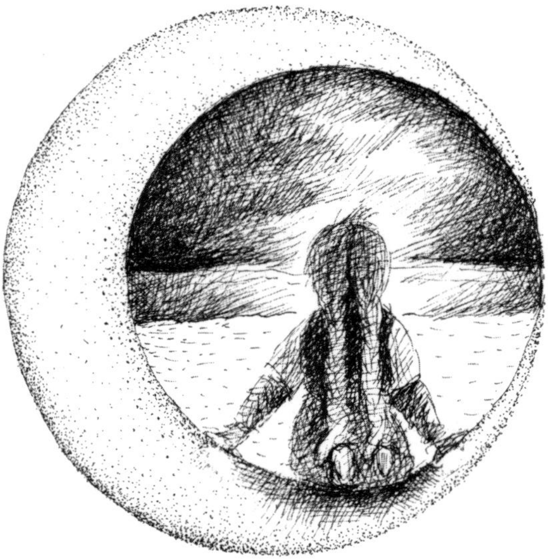

ISBN 3-7855-1922-2 – 1. Auflage 1983

Umschlag: Petra Probst und Graupner & Partner
Druck: Brönner & Daentler, Eichstätt
Printed in Germany

Mana hat nah am Wasser gebaut

Unten am Fluß, wo man Tag und Nacht das Rauschen der Wellen hört, wohnt die Mana.

„Sie hat nah am Wasser gebaut“, sagen die Leute von ihr. Damit meinen sie nicht nur, daß Manas Haus besonders dicht am Ufer steht, sondern auch, daß sie leicht weint. Manchmal scheint es, als bestehe die Mana – klein und zart, wie sie ist – inwendig ganz und gar aus Gefühl.

„Sie merkt gleich, wenn es mir nicht gutgeht“, sagt Frau Hase. „Und dann ist sie mit mir traurig.“

„Ja“, die Oma und der Opa nicken. „Immer fragt sie besorgt, ob wir warme Füße haben.“

„Wenn die Mana die Fische füttert“, erzählt die Bootsverleiherin, „schaut sie stets, daß die kleinen auch was kriegen.“

„So ein weiches Herz wie das der Mana ist einmalig“, sagt Frau Tutti. „Sie kauft all meinen vielen Kindern Bonbons. Und außerdem putzt sie ihnen die Nasen.“

„Einmal ist ihr drei Tage lang elend gewesen, nur weil der Mann der Bootsverleiherin irrtümlich eine Schnecke totgetreten hat!“ erinnert sich die Krankenschwester.

„Jaja“, sagen die Leute, „die Mana.“

„Und so große schöne Augen hat sie“, fügt der Maler hinzu. „Wie Seen, in denen man versinken kann.“

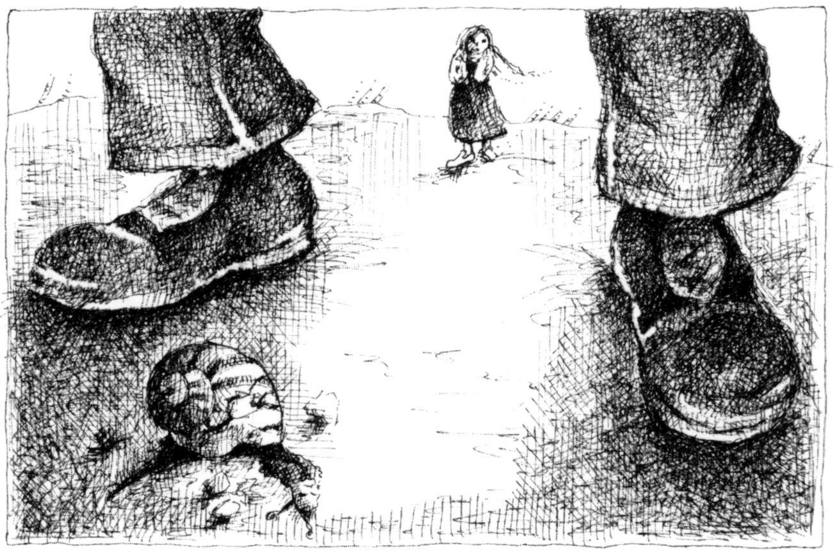

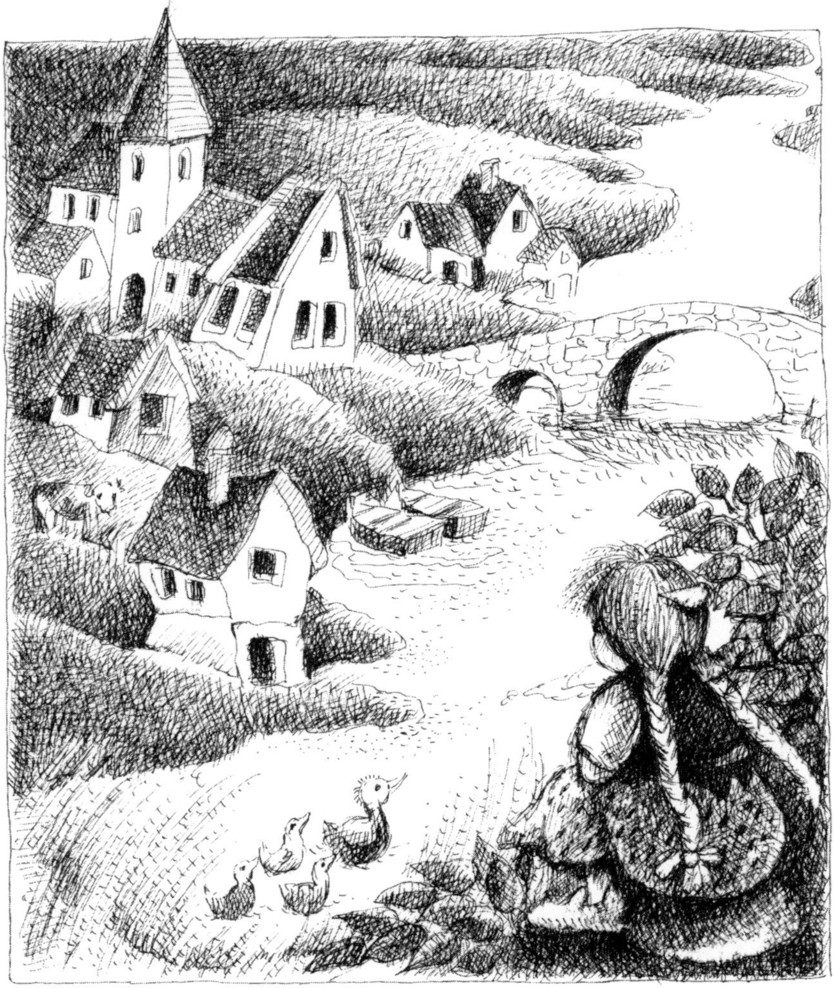

Einmal jedoch, an einem Tag im Frühling, als die Welt noch schöner ist als das schönste Bilderbuch, verstehen die Leute die Mana nicht mehr.

Der Fluß ist grün und klar, der Himmel weit, und all die kleinen bunten Häuser sehen aus wie frisch angemalt. Die Vögel zwitschern, die Blumen blühen, die Bienen summen herum, und die Schmetterlinge sind ganz taumelig vom Duft und von der Wärme.

Da sitzt die Mana doch wahrhaftig auf einem Stein am Fluß und heult! Plop, plop, tropfen die Tränen auf ihren neuen nachtblauen Rock.

„Tut dir was weh?“ fragt die Krankenschwester. Die Mana schüttelt den Kopf.

„Hast du eine schlechte Nachricht bekommen?“ versucht es der Opa.

„Nein“, schluchzt die Mana.

Die Kinder holen ihr Taschentücher.

„Hat dir jemand was angetan?“ Der Maler legt den Arm um ihre Schultern.

„Überhaupt nicht“, sagt die Mana.

„Ja, warum weinst du dann?“ ruft Frau Tutti.

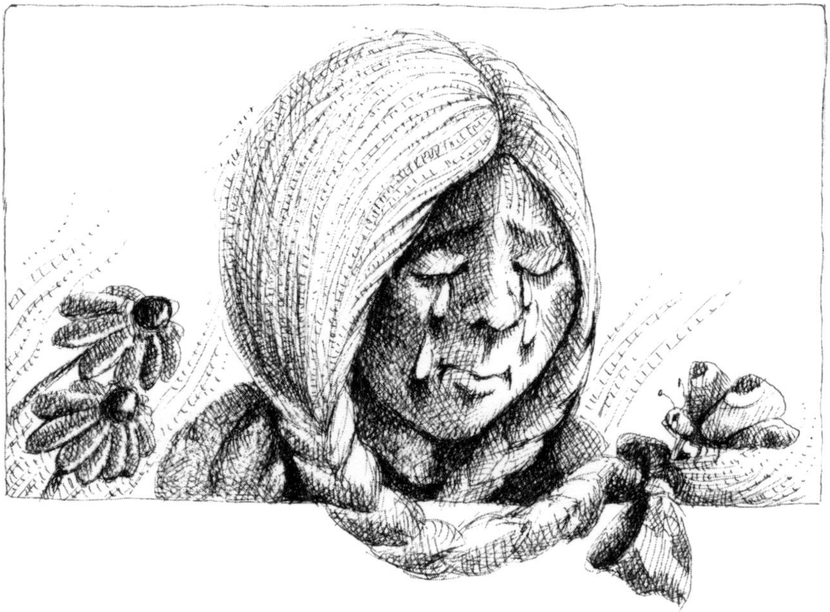

„Weil es so schön ist!“ schreit die Mana da plötzlich und springt auf. „Die Welt und der Tag und alles ringsum! Da fließt es nur so aus mir heraus – das Glück! Versteht ihr das nicht?“

Und schon jauchzt sie, daß es nur so schallt.

„Ein bißchen schwer zu verstehen ist sie ja manchmal“, sagt die Oma leise.

„Ja“, sagt der Opa, „aber sie ist lieb.“

Mana geraten die Dinge durcheinander

In den Häusern am Fluß erzählt man sich, daß die Mana vor langer Zeit mit dem Kahn gekommen ist. Nichts hatte sie mit als nur ein Federbett. Und dann ist sie geblieben.

Das Haus, in dem sie nun lebt, ist so klein, daß es nur aus einer Küche und einem Schlafzimmer besteht. Der Mana gefällt es.

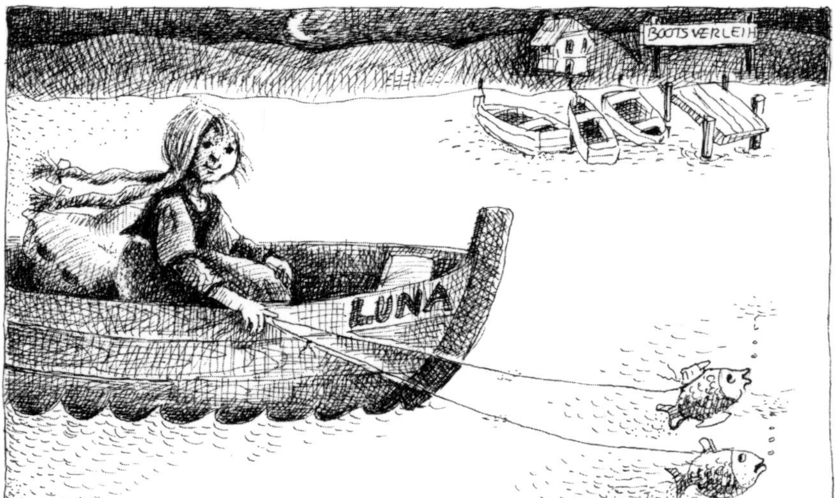

Das Schlafzimmer ist ganz und gar von einem molligen Bett ausgefüllt. Daunendekken liegen darin, Zottelfelle, Kissen in vielen Größen, Nackenrollen und Wärmflaschen. So riesig ist das Bett, daß es schwierig ist, die Mana darin zu finden.

Nun sind aber außer den Decken und Kissen und der Mana noch andere Sachen im Bett. Bücher zum Beispiel, Socken, Häkelzeug, Pralinen, Fotos, das Kofferradio und wer weiß was noch. Sehr ordentlich ist die Mana nämlich nicht.

„Es ist eine Plage", seufzt sie, während sie in der Küche die Töpfe blank poliert. „Immer geraten mir die Dinge durcheinander!"

Sie schüttet die Rosinen aus der Kaffeedose und den Zucker aus dem Salzfaß. Dann steckt sie schnell den alten Pfannkuchen hinter den Spiegel, weil Besuch kommt.

„Mana", fragt die Krankenschwester, „kannst du mir eine Zitrone leihen?"

„Aber ja“, sagt die Mana und schaut im Backofen nach.

Da stehen aber nur ihre Pantoffeln und ein Schokoladennikolaus.

„Warte!“ sagt die Mana.

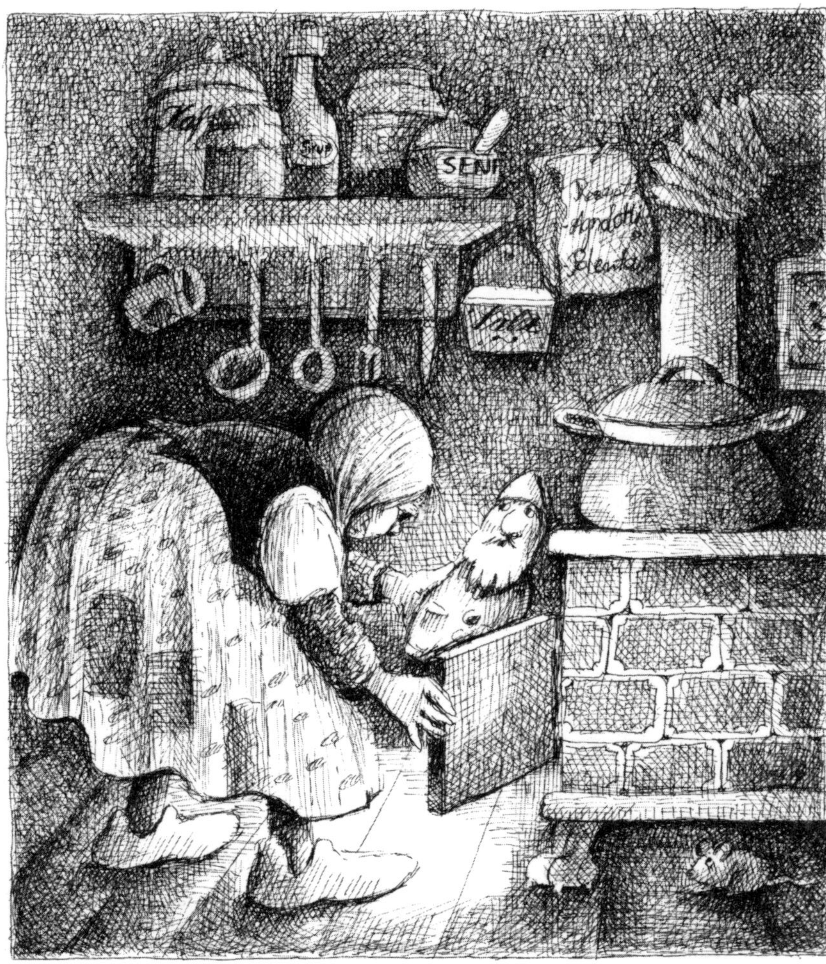

Im Küchenschrank sind viele Dinge: Lebensmittel und Geschirr, ein Gartenzwerg, zwei Kinderrasseln, dreizehn Buntstifte, ein Plüschpapagei und eine Autoantenne.

„Sammelst du das alles?" fragt die Krankenschwester.

„Nein", sagt die Mana und seufzt, „es sammelt sich selber. – Ich weiß jetzt, wo die Zitronen sind!"

Schon kriecht sie in den Spülschrank hinein. Aber da ist nichts außer ein paar Nachthemden. Und in der Waschmaschine findet sich Nähzeug und Vogelfutter.

Die Mana ist schon ganz unglücklich, weil sie doch so hilfsbereit ist. Fast weint sie. Aber dann, im letzten Moment, findet sie die Zitronen im Bett!

„Weißt du", sagt sie, „die waren noch so grün. Da hab' ich sie ein bißchen gewärmt, damit sie reif werden."

„So?" sagt die Krankenschwester. „Danke", sagt sie.

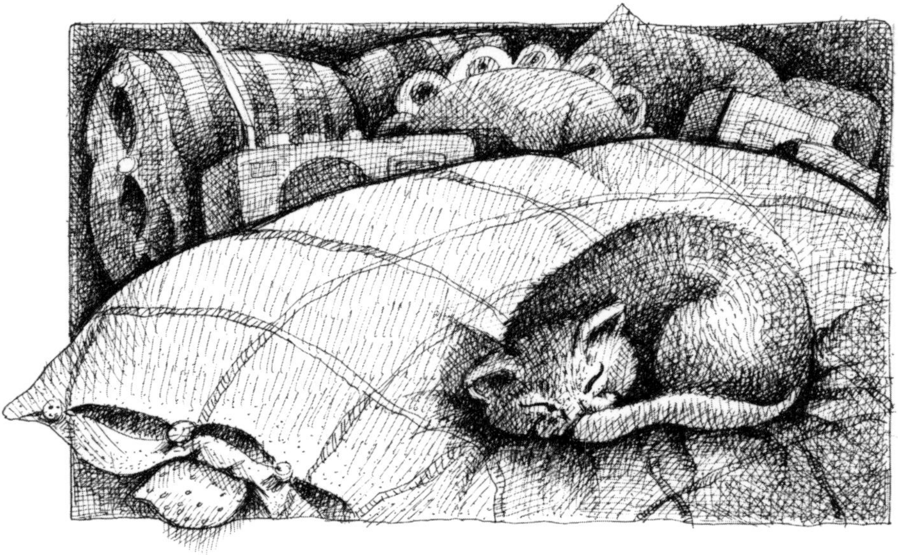

Sie nimmt ihre Zitrone und geht heim. Und den ganzen Weg über muß sie kichern, weil sie sich vorstellt, wie die Mana Zitronen ausbrütet.

Mana will ein Abenteuer erleben

Am Abend hat die Mana mit den anderen Leuten zusammen ferngesehen. Fremde Länder wurden gezeigt, in denen Menschen in strohgedeckten Hütten leben. Löwen hat die Mana angestaunt und Inseln in der Sonne, über denen bunte Vögel kreisten.

In der Nacht hat sie lange wach gelegen. Sie hat den Klang der Trommeln gehört

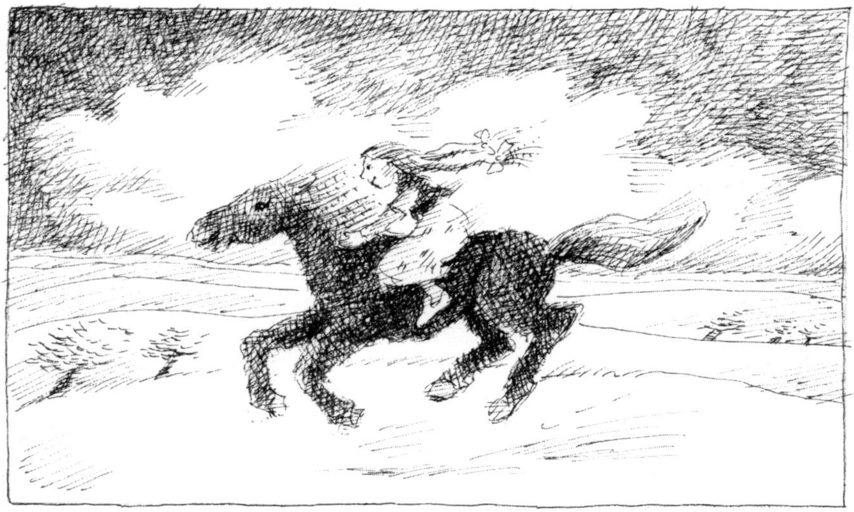

und das Stampfen der Elefanten zwischen den Urwaldbäumen.

Da hat die Mana tief in ihrem Herzen eine Sehnsucht verspürt und eine wilde Lust auf Abenteuer. In ihren Träumen ist sie auf ungezähmten Pferden geritten, und sie war frei und stark und glücklich und hatte keine Angst.

Ganz früh am Morgen wacht die Mana auf.

„Ich reise!" sagt sie. Und dann tritt sie vor den Spiegel und sagt es laut noch einmal.

Natürlich fallen ihr gleich die Leute ein, die ihre Freunde sind. Die Krankenschwester, der Maler, Frau Tutti mit ihren Kindern, die Bootsverleiherin und ihr Mann, Oma und Opa und Frau Hase.

Die werden traurig sein, wenn die Mana fortgeht. Also wird sie es ihnen nicht erzählen! Sie holt ihre große Tasche und packt ein.

Eine Decke, das Mittel gegen Mückenstiche, Brot und Schokolade, eine Wurst für die Löwen, Zucker für die Pferde und die Wärmflasche, falls es doch einmal kalt werden sollte.

Dann blickt sie sich um. Alles wird sie zurücklassen! Ihre Pantoffeln, das Häkelzeug,

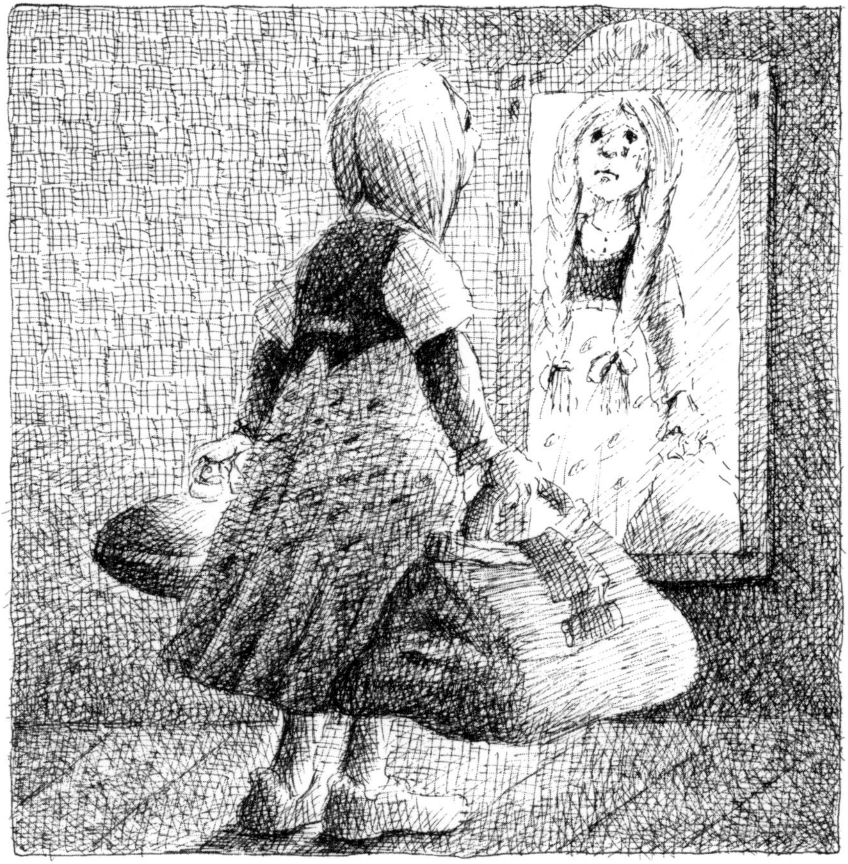

den Farbkasten und die blühenden Veilchen auf der Fensterbank.

„Liebe Frau Tutti“, schreibt sie auf einen Zettel, „bitte die Blumen gießen.“

Plop – fällt eine dicke Träne auf das Blatt.

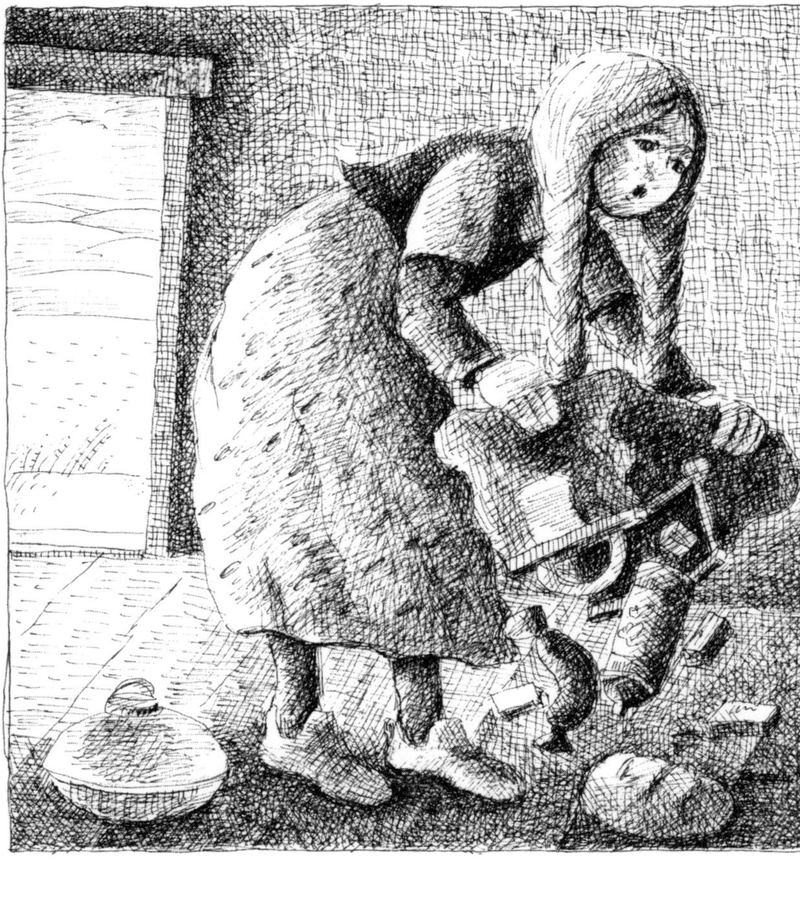

Die Mana hat gar nicht gewußt, wie schwer es ist fortzugehen. Weit, weit weg wird sie sein. Den Schnee wird sie nicht erleben und nicht die Eiszapfen an den Dächern.

„O weh!“ schluchzt die Mana, und sie tut sich selber so leid, als würde sie verjagt.

Da beschließt sie, sich ein Weilchen ins Bett zu legen, um sich zu stärken. Sie zieht sich das Federbett über den Kopf und heult das Kopfkissen naß.

Dann aber schläft sie ein. Und als sie wieder aufwacht, weiß sie, daß sie hierbleiben will.

„Ich kann es den Leuten nicht antun“, sagt sie zu sich selber. „Nein, das kann ich nicht!“

Sie kippt die Tasche aus, räumt alles weg und lächelt wieder.

Mana will nicht verlassen werden

„Was machst du denn heute?“ fragt die Mana Frau Tutti.

„Ich bade meine vielen Kinder“, sagt Frau Tutti und streicht der Mana übers Haar.

„Du bist nett“, sagt die Mana. „Ich verlasse dich nie!“

Dann trifft sie die Krankenschwester.

„Na, kleine Mana?“ sagt die Krankenschwester. „Ich gehe jetzt ins Krankenhaus.“

„Und am Abend kommst du zurück“, sagt die Mana. „Jeden Abend. Das ist gut. Ich bin dann auch da. Ich verlasse dich nie!“

Schnell rennt sie zur Bootsverleiherin. Die schrubbt mit ihrem Mann zusammen die Boote. Eine Weile schaut die Mana zu.

„Ich gehe jetzt wieder“, sagt sie dann. „Aber ich bleibe in der Nähe. Ich verlasse dich nie!“

Bei den Häusern trifft sie den Maler. Der mischt die Farben.

„Wo hast du denn gesteckt?“ fragt er die Mana.

„Ach, hier und da“, sagt die Mana. „Aber du mußt keine Angst haben, daß ich einmal verschwunden bin. Ich verlasse dich nie!“

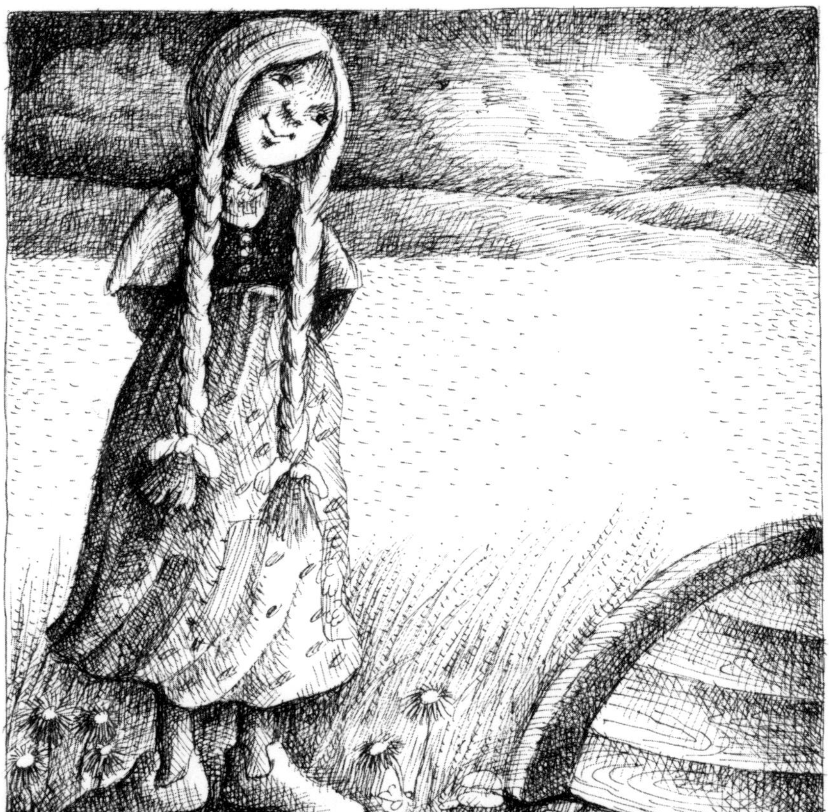

Eine Weile schaut sie noch zu, wie aus Gelb und Blau Grün wird und aus Weiß und Schwarz Grau, dann besucht sie Frau Hase in ihrem Geschäft. Sie hilft ihr ein wenig, Löffel zu verkaufen, Teller und Zitronenpressen.

„Jetzt muß ich zu Oma und Opa", sagt sie dann. „Du brauchst nicht traurig zu sein. Ich komme wieder. Ich verlasse dich nie!"

„Wir freuen uns immer, wenn du da bist", sagt die Oma zur Mana. „Manchmal warten wir geradezu auf dich."

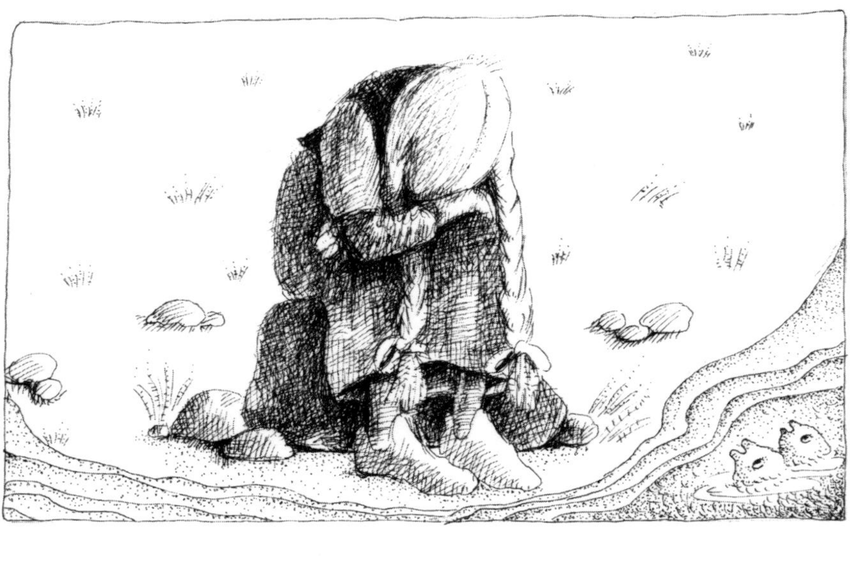

„Ja“, sagt die Mana. „Ich weiß. Ich verlasse euch nie!“

„Die Mana war heute so zärtlich zu mir“, sagt Frau Tutti am Abend.

„Zu mir auch“, sagt der Maler.

„Und zu uns!“ fällt es den anderen ein. „Wo ist sie denn nur?“

Sie suchen ringsum und finden die Mana endlich am Fluß. Da sitzt sie in ihrem schönen lilafarbenen Kleid auf einem Stein und hat den Kopf in den Händen vergraben.

„Die weint ja!“ rufen die Kinder.

„Aber Mana“, sagt die Oma. „Was fehlt dir denn?“

Die Mana blickt auf. Aus ihren Augen rinnen die Tränen wie kleine Bäche.

„Ich hab’ euch allen versprochen, daß ich euch nie verlasse“, sagt sie und schluchzt. „Erinnert ihr euch?“

„Aber ja“, sagen die Leute. „Aber ja.“

„Und warum sagt *mir* keiner, daß er *mich* nicht verläßt?“ schreit die Mana.

„Ach, das ist es“, sagt der Opa.

Und dann versprechen die Leute vom Fluß der Mana, daß sie sie nie, nie verlassen werden. Niemals – was auch immer kommen mag.

Mana streichelt den Mond

Morgens schläft die Mana lange. Nachmittags hilft sie manchmal der Frau Hase, die ein Haushaltswarengeschäft hat. Am Abend aber, da wird die Mana so richtig munter. Dann gießt sie ihre Blumen und singt, sie malt bunte Bilder und räumt ihre Wohnung auf.

Und in den hellen Nächten steigt sie auf das Dach ihres Hauses und streichelt den Mond. Sie stellt sich auf die Zehenspitzen, kneift die Augen ein wenig zusammen und

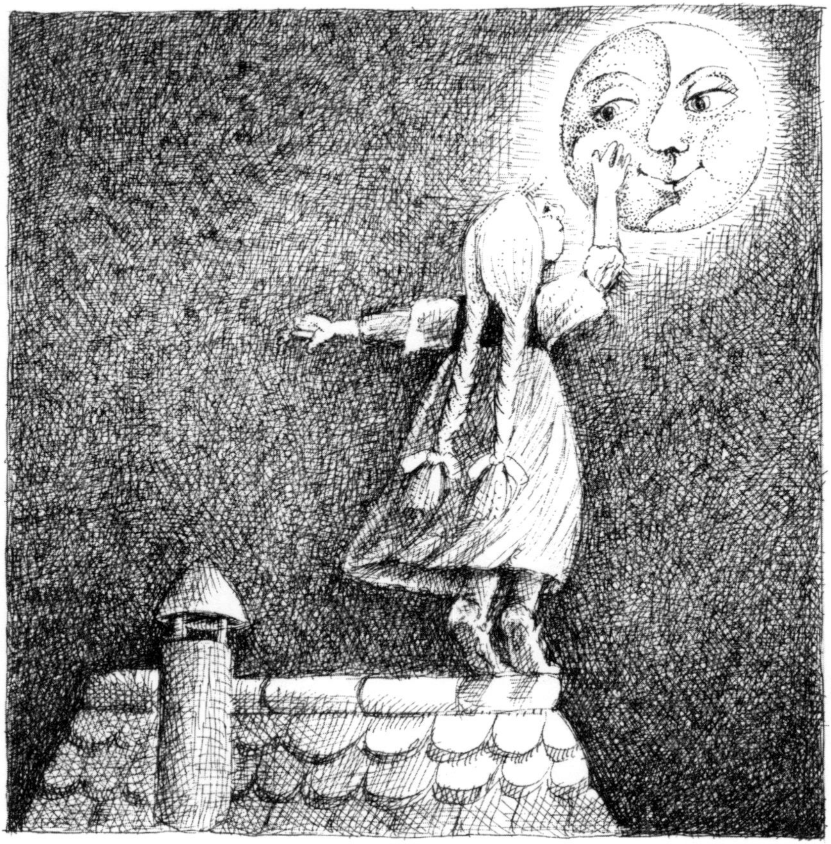

fährt mit dem Finger über das gelbe Mondgesicht – ganz zart.

„Schaut nur!“ sagen die Leute, wenn sie das sehen. „Die Mana ist wieder auf den Dachfirst geklettert! Sie wird noch hinunterfallen!“

Sie machen sich große Sorgen.

„Jaja, ihr habt schon recht“, sagt die Mana, sooft sie ihr ins Gewissen reden. „Aber ich muß da hinauf. Der Mond ist nämlich mein Freund.“

Und davon ist sie nicht abzubringen.

„Was machen wir nur?“ überlegen die Oma, der Opa und der Mann der Bootsverleiherin, als sie an einem warmen Abend miteinander am Fluß sitzen.

Die anderen Leute kommen auch hinzu.

„Bald hat die Mana Geburtstag“, fällt der Krankenschwester ein.

Und auf einmal wissen sie es, weil der Frau Tutti ein toller Gedanke kommt!

Ganz früh am Geburtstagsmorgen, als es noch dunkel ist und still, klingeln in den Häusern am Fluß die Wecker. Da springen die Leute aus den Betten und machen sich auf zu Manas Haus. Das kleinste von Frau Tuttis Kindern trägt das Geschenk. Und das Geschenk ist ein gelber Lampion!

„Herzlichen Glückwunsch zum Geburtstag!“ rufen sie alle.

Die Mana, die noch im Bett liegt, macht große Augen.

„Oh!“ sagt sie. „Ihr habt mir den Mond gebracht! Wie schön!“

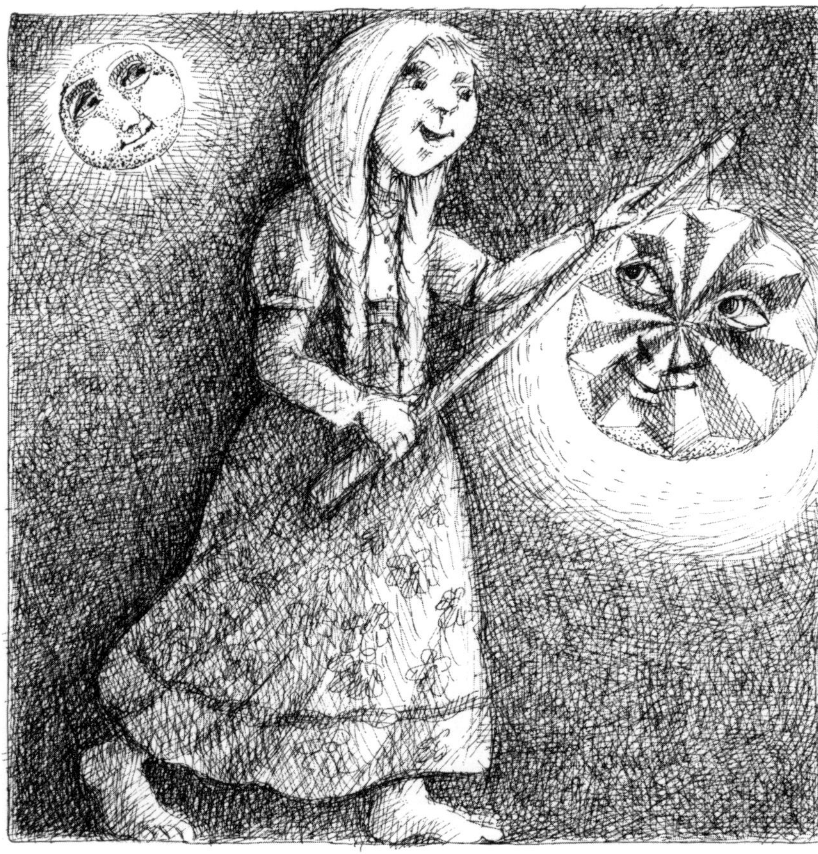

„Na ja“, sagt die Oma, „eigentlich ist es mehr der kleine Bruder des Mondes. Ihn kannst du jede Nacht streicheln. Dann brauchst du nicht mehr aufs Dach zu steigen.“

„Ja“, sagt die Mana.

Sie klettert aus dem Bett und fährt mit dem Finger über das gelbe Lampion-Mondgesicht – ganz, ganz zart.

Mana schaut den Wellen zu

Manchmal macht die Mana an einem Tag so vieles, daß die Leute staunen. Sie lüftet ihr Bettzeug, bürstet ihre Schuhe blank, näht sich eine Mütze, malt ein Bild, kocht Kirschen ein, putzt die Fenster und singt dazu.

Am nächsten Tag tut sie dann gar nichts. Sitzt nur da.

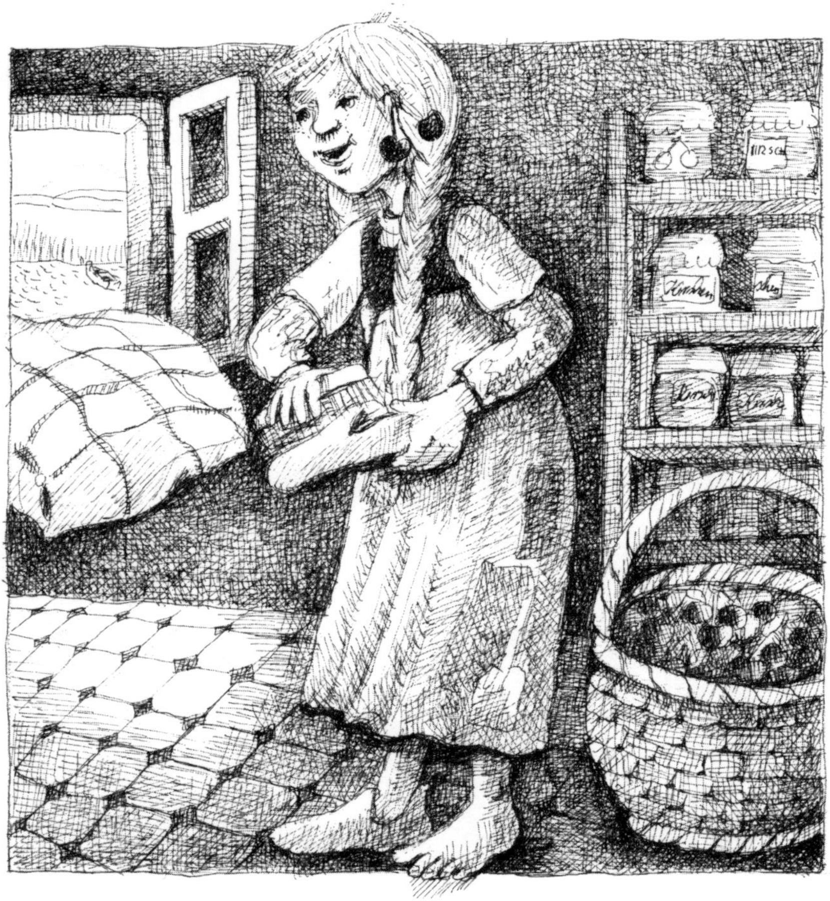

„Gehst du mit mir spazieren?“ fragt die Krankenschwester.

Nein, die Mana mag nicht.

„Erzähl uns was!“ betteln die Kinder.

Die Mana schüttelt den Kopf.

„Komm, wir spielen Schwarzer Peter“, schlägt der Opa vor.

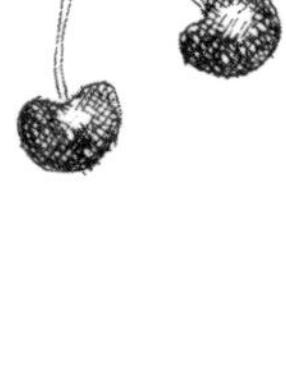

Aber dazu hat die Mana auch keine Lust.

„Mal ist sie so und mal so“, sagen die Leute. „Die Mana ist launisch.“

„So kann man es nennen“, meint die Oma. „Bei der Mana wechseln halt die Stimmungen schneller als bei anderen Menschen.“

„Und was macht man dagegen?“ will Frau Tutti wissen.

„Warum willst du etwas dagegen machen?“ fragt die Oma. „Laß doch die Mana, wie sie ist.“

„Wißt ihr, wo sie jetzt steckt?“ ruft die Bootsverleiherin, die hinzukommt. „Sie ist am Fluß! In die Höhle ist sie hineingekrochen! Da hockt sie.“

„Sicher ist sie traurig“, sagt der Maler. „Die Arme!“

„Vielleicht weint sie sogar!“ fällt es Frau Hase ein.

„Dann müssen wir sie trösten!“ ruft die Bootsverleiherin. „Wir wollen nachsehen!“

„Aber laßt uns leise sein“, sagt der Opa.

Sie laufen zum Fluß hinunter und gehen auf Zehenspitzen bis zur Höhle. Da sitzt die Mana. Sie hat die Arme um die Knie geschlungen und starrt aufs Wasser.

Aber sie weint nicht. Sie sieht überhaupt nicht traurig aus.

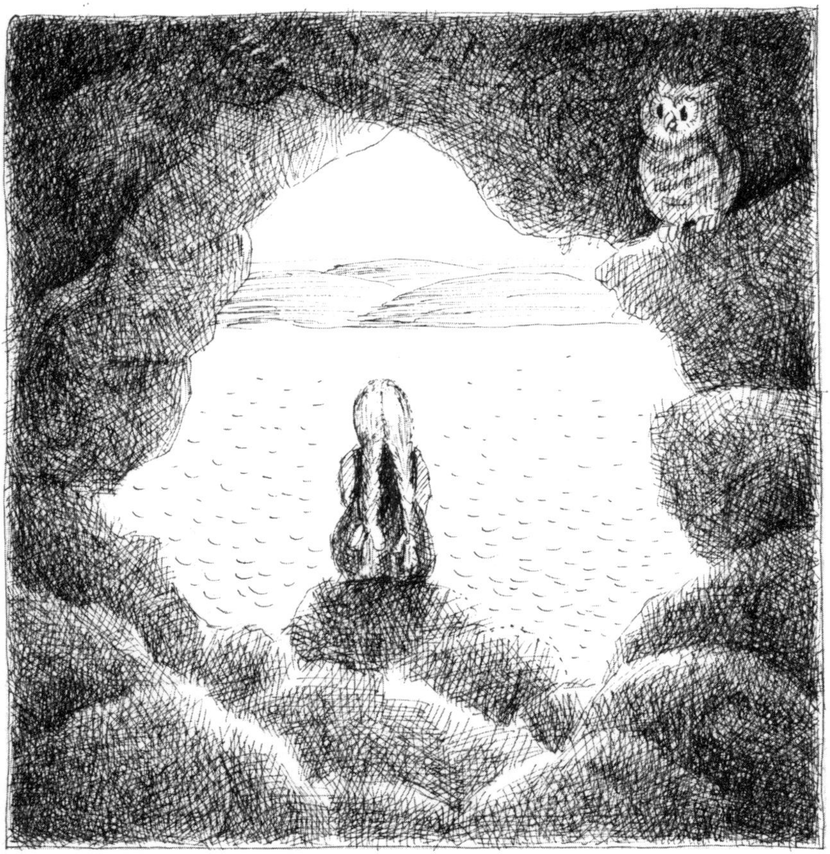

Ganz im Gegenteil – die Mana lächelt.

„Psst!“ sagt der Opa. „Kommt, wir wollen wieder nach Hause gehen. Die Mana schaut den Wellen zu.“

„Sie lauscht dem Rauschen des Wassers“, sagt Frau Tutti.

„Ganz glücklich ist sie und ganz still“, sagt die Bootsverleiherin.

Die Oma nickt.

„Jaja, die Mana. Mal ist sie so und mal so.“

Mana versorgt die Tiere

Einmal hat die Mana einen Vogel gefunden, der aus dem Nest gefallen war.

„So ein armer, armer kleiner Spatz!“ hat die Mana gerufen.

Sie hat den Piepmatz in ihre Hand gesetzt und hat ihn mit nach Hause genommen.

Jede Stunde hat sie ihn gefüttert und ihm Wasser gegeben.

Und der kleine Spatz ist gewachsen und hat vor der Mana überhaupt keine Angst gehabt. Ein wenig später brachten die Kinder eine Maus, die eine verletzte Pfote hatte.

„So eine arme, arme kleine Maus!“ rief die Mana.

Sie legte einen Verband an das Mausebein und behielt auch die Maus bei sich. Der Maler brachte einen traurigen Siebenschläfer, den er auf seinem Speicher gefunden hatte.

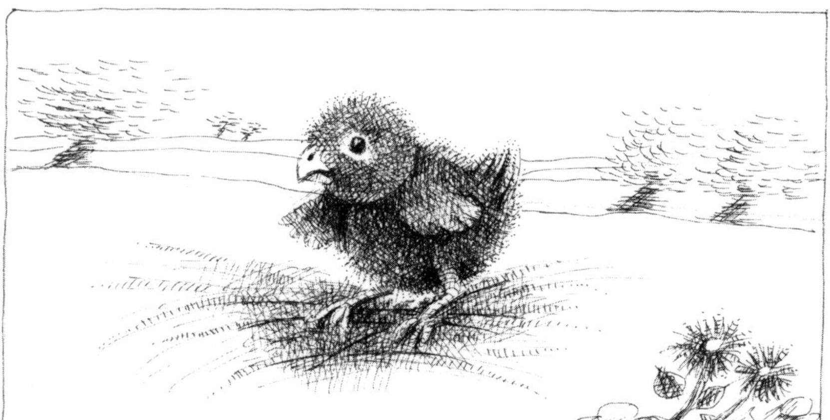

„Vielleicht hat er sich den Magen verdorben“, sagte die Mana.

Und sie streichelte den Siebenschläfer und kochte ihm einen Tee. Ein humpelndes Eichhörnchen kam noch dazu, eine Eidechse, die ihren Schwanz verloren hatte, eine kleine Ente, die ihre Mutter nicht mehr fand, und ein Igelkind, das im Schnee umherirrte. Sie alle behielt die Mana bei sich.

Der Spatz weckte sie morgens in aller Früh. Die Maus und der Siebenschläfer nagten ihre Pantoffeln an und stibitzten die Winteräpfel.

Das Eichhörnchen warf die Blumentöpfe um. Die Ente machte grüne Kleckse auf den Teppich. Der Igel rumorte in der Nacht, und nur die Eidechse fiel weiter nicht auf. Sicher war sie glücklich, weil ihr Schwanz wieder nachgewachsen war.

Die Mana hatte alle Tiere lieb. Sie sorgte für sie und pflegte sie, bis sie wieder gesund waren. Das war im Frühling.

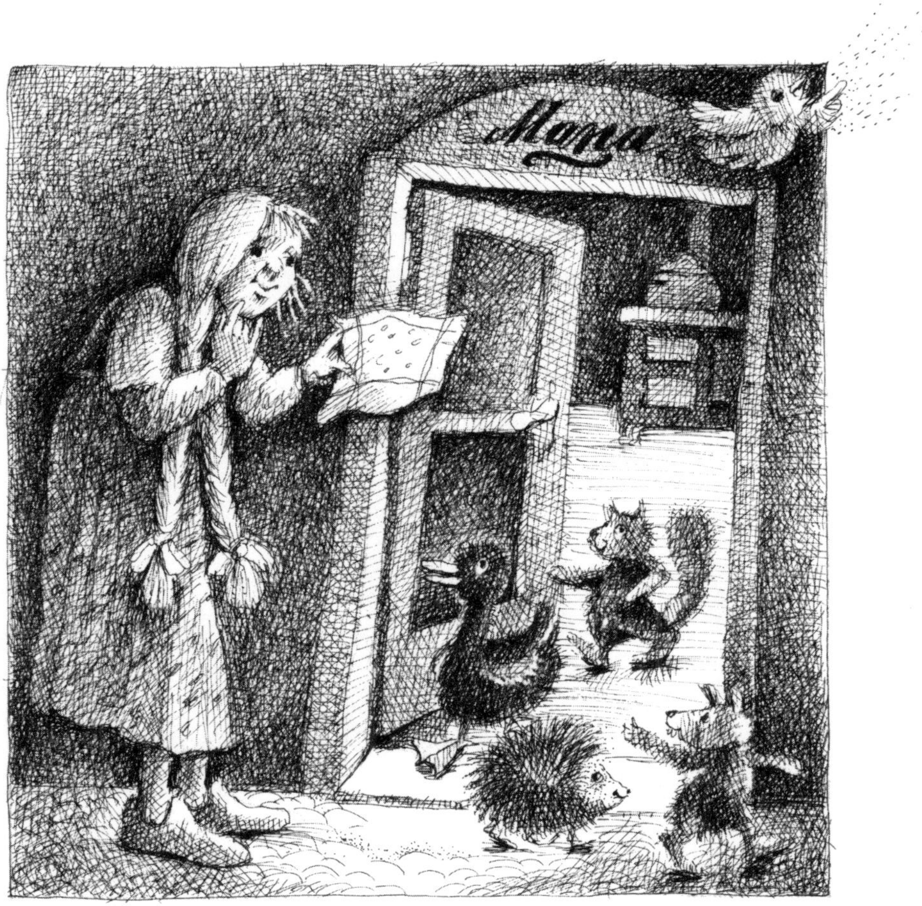

„Wie hübsch die Tiere jetzt sind!“ sagten die Leute. „Wir wollen einen kleinen Zoo eröffnen – den Zoo am Fluß.“

„Verkaufen könntest du die Tiere auch“, meinte eines der Kinder.

„Nein!“ rief ein anderes. „Du mußt sie behalten!“

Ein paar Tage ging die Mana umher und schwieg und dachte nach. Und dann, an einem frühen Abend, als eben die Dämmerung hereinbrach, öffnete sie weit die Tür und das Fenster und ließ alle Tiere hinaus.

„Lebt wohl!“ sagte die Mana. „Besucht mich mal!“

Und sie wischte sich eine Träne ab. Sie war traurig, weil die Tiere, die ihre Freunde waren, sie nun verließen. Aber sie war auch froh, denn sie wußte, daß der Igel und die Ente und alle anderen ihre Freiheit brauchten, um wirklich glücklich zu sein.

Mana sucht die Vergangenheit

Oft sitzt die Mana mit der Oma zusammen. Wenn die Sonne scheint, sitzen sie draußen vorm Haus auf der Holzbank. Und wenn es regnet, bleiben sie in der Stube. Sie stricken und häkeln, oder sie fädeln Perlen auf Schnüre auf.

An einem Tag zieht der Regen seine grauen Fäden vom Himmel bis zur Erde hinab.

„Weißt du noch“, sagt die Mana, „wie es am vorigen Sonntag war? Die Sonne war so

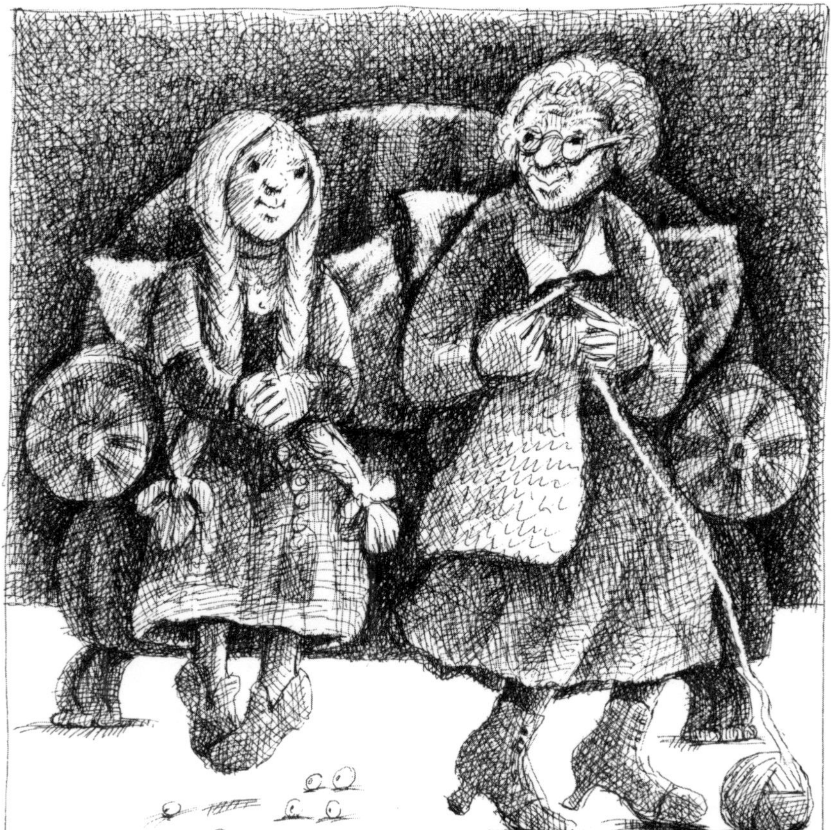

warm, und ein Marienkäfer ist auf meiner Hand gelandet."

„Ja", sagt die Oma. „Ich weiß es noch."

„Und weißt du noch – im Sommer, da sind wir an einem Abend mit den Füßen im Fluß herumgeplanscht."

„Ja", sagt die Oma. „Ja."

Sie fädelt rosa Perlen zwischen die blauen.

„Ach", seufzt die Mana. „Nun wird es langsam Herbst!"

„Schau", sagt die Oma, „wie hübsch die Kette ist." Doch die Mana seufzt noch einmal.

„Wo sind die Blumen, die im Frühling geblüht haben?" fragt sie. „Die Krokusse in Blau und Gelb? Und wo ist die Maus, die im Juni hinter meinem Haus herumgehuscht ist? Wo ist das Lied, das wir im August gesungen haben, als die Sternschnuppen herunterfielen? Und – weißt du noch, wie wir uns gefreut haben, als die graue Katze drei Junge kriegte? Wo ist die Freude? Wo ist das alles hin?"

„Es ist alles in unserer Erinnerung“, sagt die Oma. „Nichts ist verlorengegangen.“

„Ich muß immer daran denken.“

Die Mana schaut irgendwohin in die Ferne. Und weil sie nicht aufpaßt, rollen ihr alle Perlen vom Schoß. Die blauen, die grünen, die weißen, die roten und die kleinen silbernen.

„Nun ja“, sagt die Oma, „es ist schön, daß du ein gutes Gedächtnis hast. Aber wenn man den Erinnerungen zuviel Raum gibt, verpaßt man die Gegenwart.

Schau nur, überm Fluß reißen die Wolken auf! Die letzten Regentropfen springen aufs Wasser, daß es aussieht, als ob es eine Gänsehaut habe. Und wenn du das Fenster öffnest, kannst du riechen, wie wunderbar die Erde duftet.“

„O ja“, sagt die Mana. „Du hast recht. Die Gegenwart ist auch sehr schön.“

Mana kennt das Geheimnis des Flusses

Heute beginnt der Maler, die Häuser anzumalen. Alle Häuser am Fluß sollen einen frischen Anstrich bekommen. Das eine soll blau werden, ein anderes weiß, das dritte grau, eins gelb und eins rosa. Das Haus von Frau Tutti ist als erstes an der Reihe.

„Was mache ich bloß mit den Kindern?“ jammert Frau Tutti. „Sie sind immerzu im Weg! So unartig wie heute waren sie noch nie!“

„Ich gehe mit ihnen zum Fluß“, sagt die Mana. „Kommt!“ ruft sie.

Die Kinder würden viel lieber den Maler bei der Arbeit stören. Widerwillig folgen sie der Mana. Und als sie beim Fluß ankommen, schreien sie und stupsen sich gegenseitig und werfen dicke Steine ins Wasser, daß die Mana ganz naßgespritzt wird.

Aber die Mana schimpft nicht. Sie setzt sich ans Ufer.

„Ich weiß was!“ sagt sie.

„Was denn?“ brüllen die Kinder.

„Ich weiß das Geheimnis des Flusses“, sagt die Mana.

Sehr leise spricht sie jetzt. Da müssen die

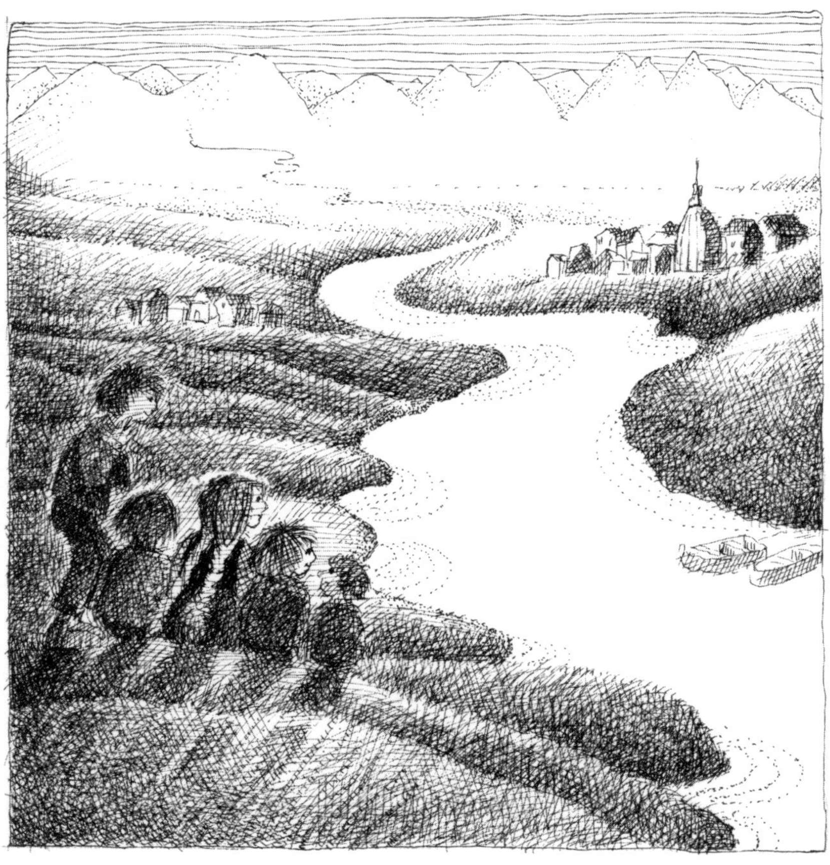

Kinder ruhig sein, sonst können sie sie nicht verstehen.

„Wenn ihr den Fluß zurückverfolgt auf seinem Weg, dann könnt ihr erkennen, wie er immer schmäler wird. Schließt nur die Augen, dann seht ihr es."

Die Kinder setzen sich hin und machen die Augen zu.

„Draußen vor der Stadt fließt er zwischen Wiesen voller Blumen dahin, an Wäldern vorbei und Hügeln, auf denen es Dörfer gibt."

„Ja", ruft eines der Kinder, „und Häuser mit roten Dächern! Auf einem sitzt eine Katze!"

„Hm", sagt die Mana. „Schmal und schmäler wird der Fluß, bis er nur noch ein Bach ist mit hellen Kieseln auf dem Grund. Hört ihr ihn plätschern? – Durch den Wald kommt der Bach, den Berg hinab. Und wenn ihr nun hinaufsteigt, könnt ihr die Stelle finden, wo der Fluß geboren wird –

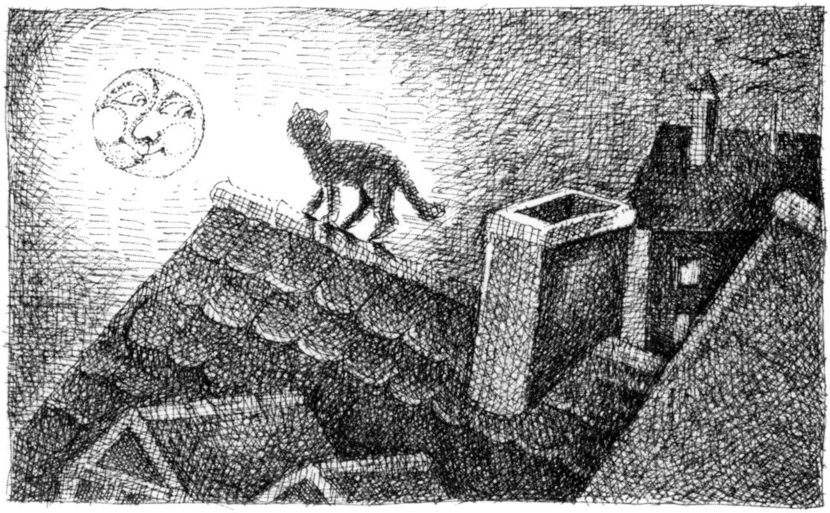

als Quelle. Da sprudelt sie aus der Erde heraus. Seid ganz, ganz still, dann werdet ihr ihr Murmeln vernehmen. Das Murmeln der Quelle. Horcht!“

Da schweigen die Kinder und lauschen und träumen. Und die Mana erzählt ihnen, wie die kleine Quelle heranwächst und was sie alles erlebt, bis sie schließlich der große Fluß ist, an dem sie sitzen.

Mana will es allen recht machen

Einmal wachte die Mana früh am Morgen auf und war so traurig wie noch nie. Sie hatte geträumt, daß sie wegziehen müsse, auswandern.

Alle Leute sollte sie verlassen, die Tiere und den Fluß und nach Piratonien gehen. Da lief die Mana im Nachthemd zur Oma und erzählte es ihr.

„Dummerchen!“ sagte die Oma. „Piratonien gibt es gar nicht!“

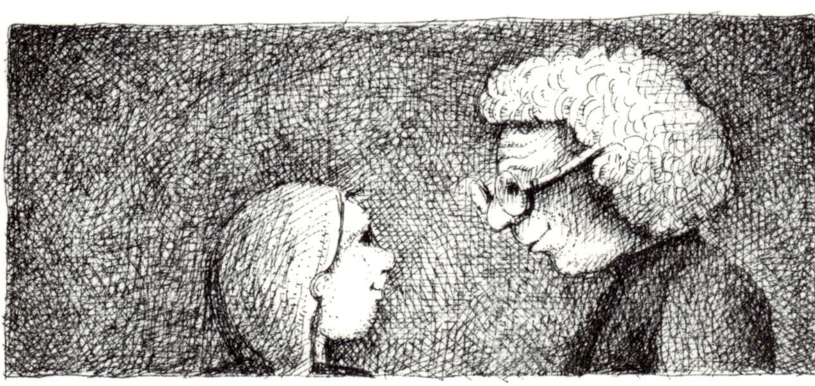

„Aber haben die Träume nicht Bedeutung?“ fragte die Mana.

„Ja“, sagte die Oma. „Doch manchmal zeigen sie uns nur, wovor wir Angst haben. Du mußt nicht fortgehen. Du bleibst hier. Ich brauche dich doch.“

„Du brauchst mich?“ rief die Mana und sprang vor Freude in die Luft. „Wozu brauchst du mich?“

„Oh“, sagte die Oma. „Du könntest mir zum Beispiel ein Pfund Orangen holen.“

Da lief die Mana los. Unterwegs traf sie den Maler, der ein Schild malte, auf dem stand, daß es erlaubt sei, im Fluß zu baden.

„Dich kann ich gerade brauchen!“ sagte der Maler. „Ich hab’ meine Pfeife zu Hause vergessen. Bringst du sie mir?“

„O ja!“ rief die Mana.

Sie drehte gleich um und rannte in die andere Richtung. Da stand aber die Frau Hase vor ihrem Haus auf einer Leiter und hielt einen Dachziegel in der Hand.

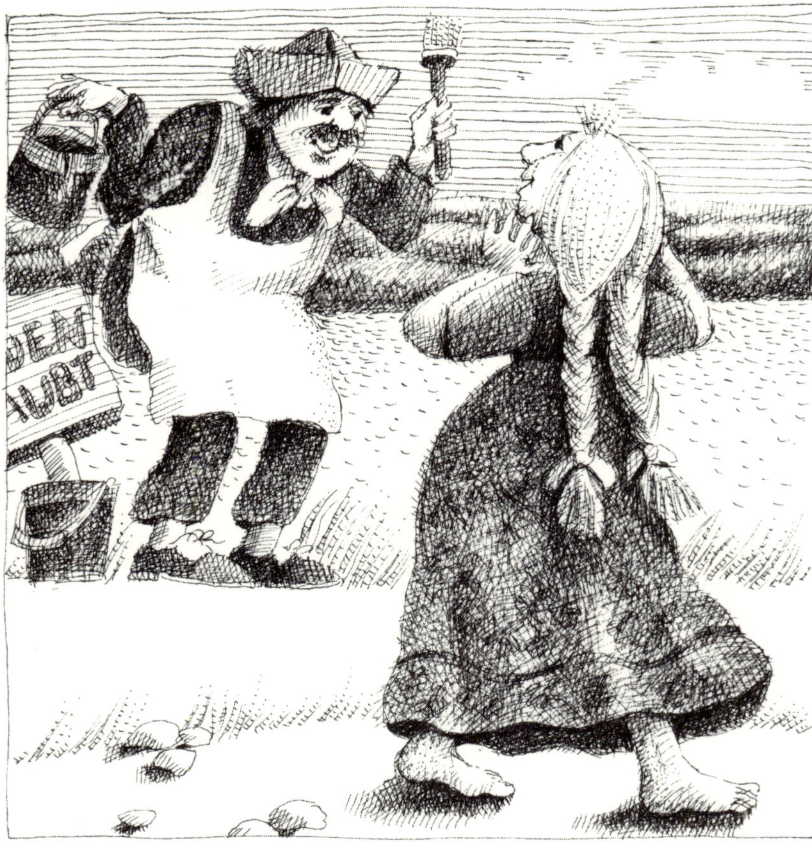

„Ach, Mana“, sagte sie, „wenn ich dich nicht hätte! Sei so lieb und hol schnell den Mann der Bootsverleiherin, damit er mir hilft!“

„Sofort!“ schrie die Mana und machte kehrt.

Doch nach ein paar Metern traf sie die Krankenschwester.

„Ich muß gleich fort", sagte die Krankenschwester. „Wie schön, daß ich dich sehe! Würdest du mir wohl bei der Frau Tutti etwas Schuhcreme borgen. Meine ist alle."

„Klar!" Die Mana drehte sich einmal um sich selber und sauste los.

„Hallo, Mana!" rief die Frau Tutti. „Ich brauche dringend Rat! Frag doch die Oma, ob sie kommen mag, um mir zu zeigen, wie man Hagebuttenmarmelade einkocht."

„Selbstverständlich", sagte die Mana.

Einen Augenblick mußte sie nachdenken, wohin sie nun eigentlich sollte. Dann lief sie zur Oma.

„Oma", sagte sie, als sie atemlos ankam. „Alle brauchen mich! Aber nun ist es so, daß ich gar nicht mehr weiß, wozu sie mich alle brauchen! Es ist zuviel!"

„Komm her", sagte die Oma, „ruh dich erst mal aus!"

Und sie nahm die Mana auf den Schoß und wiegte sie wie ein Baby, bis sie ganz, ganz ruhig wurde.

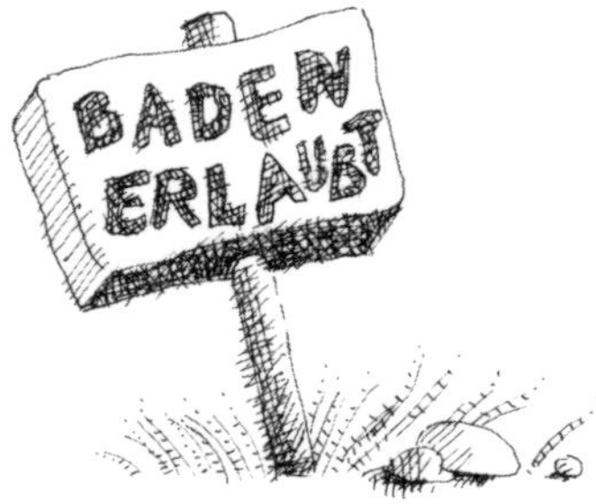

Mana ist gekränkt

Mindestens einmal in der Woche malt die Mana ein Bild. Traumwesen malt sie, Menschen und Tiere und Bäume und Blumen. Einmal malt sie die Häuser am Fluß, mit den Gärten dazu, den Straßen und Laternen.

„Es ist ein schönes Bild“, sagt der Opa. „Aber den Fluß selber hast du vergessen.“

Die Mana schüttelt den Kopf.

„Vergessen hab' ich ihn nicht. Ich will ihn nicht malen!"

„Der Fluß ist doch sehr hübsch", sagt der Opa. „Und du hast ihn immer gern gehabt."

„Das ist vorbei!"

Die Mana hat eine steile Falte auf der Stirn.

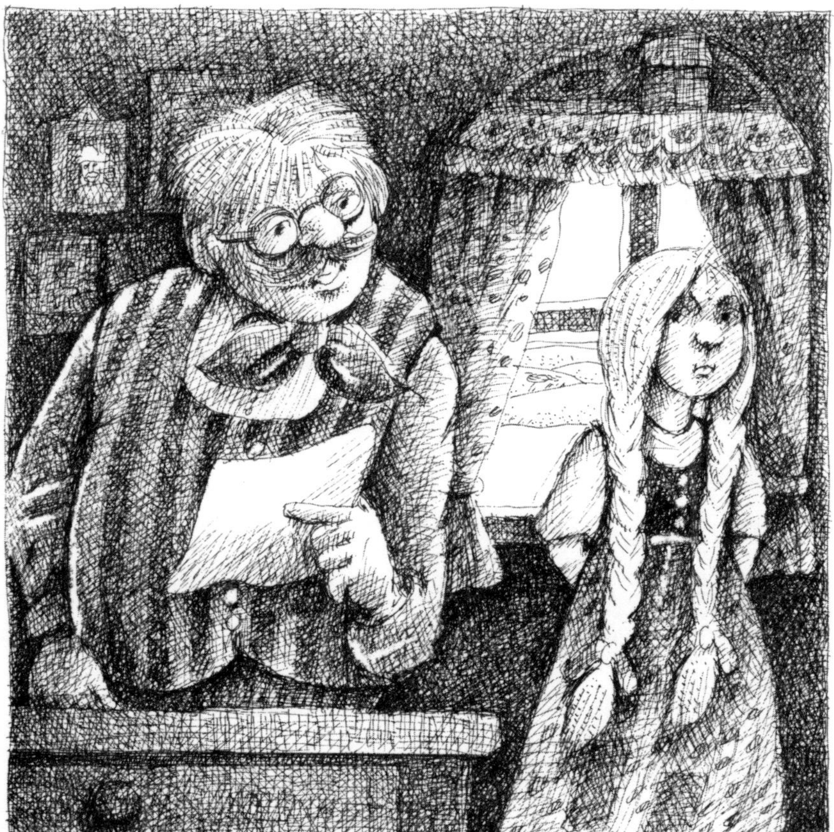

„Du hast den Fluß nicht mehr gern?“ Das kann der Opa nicht verstehen. „Was hat er dir denn getan?“

„Nichts“, sagt die Mana. „Am Fluß sind die Boote.“

„Na und?“ fragt der Opa. „Haben die Boote dir was getan?“

Da bricht es aus der Mana heraus: „Die Boote nicht! Aber der Mann der Bootsverleiherin! Der kann mich überhaupt nicht leiden!“

„Na, na“, sagt der Opa.

„Und ich mag ihn jetzt auch nicht mehr! Und die Boote nicht! Und den Fluß nicht!“

„Mana“, sagt der Opa, „nun erzähl mal! Was ist denn passiert?“

„Er hat mich nicht gegrüßt!“ schluchzt die Mana. „Obschon er mich angestarrt hat, hat er nicht gegrüßt!“

„Hm“, sagt der Opa, „das kommt mir aber komisch vor!“

Gleich darauf erzählt er den Leuten: „Der

Mann der Bootsverleiherin hat die Mana nicht gegrüßt, und nun ist sie tief gekränkt!"

„Am besten ist, wir sprechen mit ihm", schlägt Frau Tutti vor.

So gehen sie hinunter zum Fluß. Da hüpft der Mann der Bootsverleiherin auf einem Bein herum und hat den Daumen im Mund.

„Er hat sich mit dem Hammer draufgeschlagen", sagt seine Frau. „In der letzten Zeit passieren ihm seltsame Dinge. Manchmal findet er seine Socken nicht, obwohl sie vor ihm liegen."

„So ist das also", sagt der Opa. „Ich glaube, er sieht nicht gut!"

„Ja!" schreit der Mann der Bootsverleiherin. „Das ist es! Nicht mal meine eigene Nasenspitze erkenne ich!"

Da weiß der Opa Rat.

„Morgen", sagt er, „gehst du zum Optiker und kaufst dir eine Brille. Und die Mana wird dich sicher gerne begleiten."

Mana hat viele Träume

In Manas Wohnung gibt es eine Kommode mit vielen kleinen Schubladen.

„Die sind ja alle leer!“ rufen die Kinder, als sie sie öffnen und nichts darin finden.

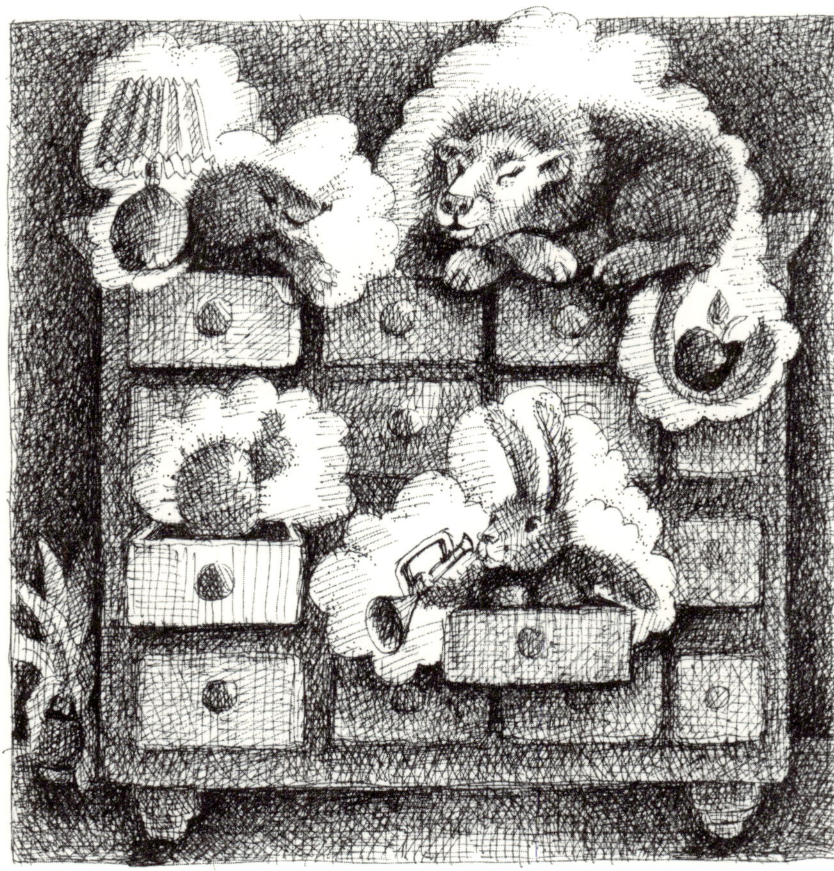

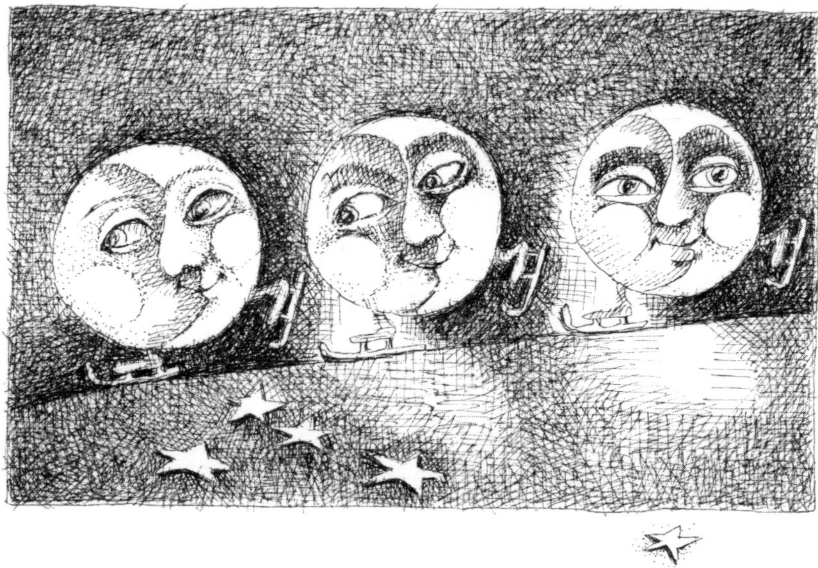

„Da täuscht ihr euch aber“, sagt die Mana. „In jeder dieser Schubladen ist nämlich ein Traum.“

Die Kinder werden neugierig. Und weil Winter ist und die Abende lang sind, öffnet die Mana am Ende jedes Tages eine Schublade und nimmt einen Traum heraus.

Die anderen können Manas Träume nicht erkennen. Also erzählt sie sie ihnen.

In der ersten Schublade ist der Traum von den drei Monden, die am Himmel Schlittschuh liefen, bis sie ins Sternenmeer fielen.

Aus der zweiten Schublade zieht die Mana den Traum vom gläsernen Schloß, in dessen Bewohnerin sich der Wind verliebte.

„Laß mich herein!“ rief der Wind.

Aber das Mädchen traute ihm nicht.

In der dritten Schublade steckt der Schnurzel-Knurzel-Purzel-Traum und in der vierten der Traum von der Ente, die miau sagte.

„Hier“, sagt die Mana, „ist der Traum von Plimps und Jampel, die sich in einem Schneckenhaus verirrten. – Und da“, erzählt sie an einem anderen Abend und öffnet eine Lade, „ist der Traum von der Katze, die ihr Schnurren verlieh.“

„Erzähl! Erzähl!“ betteln die Leute.

Sie hören vom Schneehasen mit der Trompete, von den Schlafgärten, die hinter der Abenddämmerung liegen, und vom Maulwurf Wunderlich, der Lampen verkauft.

So mancherlei Träume hat die Mana in

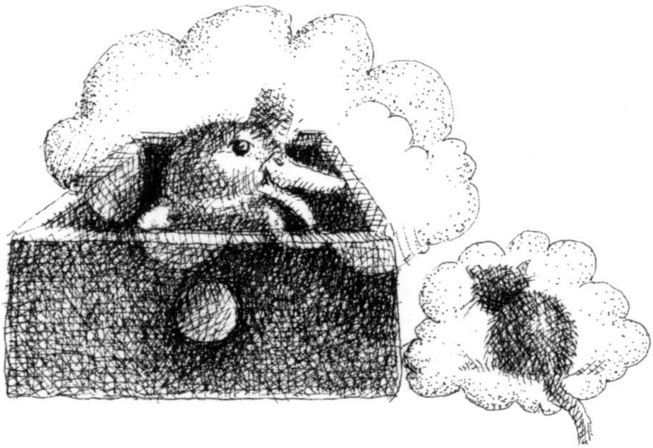

den kleinen Schubladen gesammelt. Jeden Abend nehmen die Leute einen mit in den Schlaf. Aber viele der Schubladen hat die Mana überhaupt noch nicht geöffnet. Was mag in ihnen noch stecken?

Der Traum vom Kuschellöwen, der in einem Nest auf dem Apfelbaum wohnt? Der vom Kaktus mit dem weichen Herzen? Oder der Traum von dem Mann, der Tiere aus Wolle strickte, die alle lebendig wurden?

Vielleicht sogar der Traum vom Traum, der auf einmal Wirklichkeit war und den Schnupfen kriegte?

Wer weiß!

Kleine Betrachtung für Eltern von Krebs-Kindern

Vor Zeiten, als die Menschheit noch jung und unerfahren war, schien die Welt ein Chaos ohne erkennbare Ordnung zu sein.

Da begannen die Menschen nach Orientierungshilfen zu suchen, und sie entdeckten Gleichzeitigkeiten des Geschehens auf der Ebene der Planeten und in ihrer eigenen Umwelt.

Sie erkannten, daß es eine Gesetzmäßigkeit gibt, in die alles eingeschlossen ist – von den Sternen über die Menschenwelt bis hin zum Kleinsten. So bedienten sie sich der Astrologie, die eine Erfahrungslehre ist und die bis heute gültig blieb.

Nach astrologischen Regeln ist das Jahr in zwölf Abschnitte aufgeteilt. Diese zwölf Abschnitte nennt man die Tierkreiszeichen. Der Tierkreis besteht aus der Bahn der Sonne und ihrer Wandelsterne. Wenn jemand in der Zeit zwischen dem 22. Juni und dem 22. Juli auf die Welt kommt, so steht die Sonne zur Zeit seiner Geburt im Krebs. Das gibt einen Hinweis auf sein Verhalten.

Mana, die Zentralfigur dieses Buches, stellt den „reinen" Krebs dar. Es sind positive wie auch negative Auswirkungsmöglichkeiten aufgezeigt. Dieses Buch gibt nur einen winzigen Ausschnitt astrologischer Erkenntnis wieder, weil außer dem Stand der Sonne viele andere Fakten von Bedeutung sind. Genaue Angaben über das Schicksal eines Menschen kann man erst dann machen, wenn man sein persönliches Horoskop exakt errechnet und zu deuten versteht.

Mana führt im Rahmen ihrer Erlebnisse und Abenteuer vor, wie sich der Krebs verhält. Vielleicht tragen die Geschichten ein wenig zur Verständigung zwischen Krebs-Kindern und ihren Eltern bei. Jedenfalls sind sie als vergnügliche Lektüre für Krebs-Kinder und ihre Mütter und Väter gedacht.

Das Krebs-Kind ist ein Seelchen – verletzlich und zart. An Durchsetzungsvermögen fehlt es ihm ein wenig. Bei Gefahr zieht es sich zurück wie eine Schnecke in ihr Schneckenhaus.

Geburtsherrscher des Krebses ist der Mond, der Wandelbare. Und wie der Mond verändert auch der Krebs sein Erscheinungsbild. Mal ist er himmelhoch jauchzend und mal zu Tode betrübt.

Sein Element ist das Wasser, das wird schon beim Krebs-Kind deutlich. Es planscht leidenschaftlich in Bächen und Badewannen, und allzuleicht bricht es auch in Tränenströme aus.

Wer zwischen dem 22. Juni und dem 22. Juli geboren ist, der hat sicher eine Menge Gefühl. So ist er auf Freundlichkeit angewiesen, auf Geborgenheit und Wärme.

Ein echter Krebs ist ein Spätentwickler. Wenn er in der Schule nicht recht mitkommt, so liegt das daran, daß er mehr als andere mit sich selber beschäftigt ist. Er reagiert empfindsam auf die harte Wirklichkeit und hat mit seinen eigenen Wunschträumen zu tun.

Es ist nicht ratsam, dieses sensible Kind zu hart anzufassen. Es wird beleidigt reagieren, und wenn ein Krebs erst einmal leidet, ist es zum Steinerweichen.

Zwingt man den schutzbedürftigen kleinen Menschen, zu früh aus seinem Glashaus heraus der Welt entgegenzutreten, so bleibt ihm nichts, als Unannehmlichkeiten passiv über sich ergehen zu lassen. Solche Strapazen führen bei ihm dann oft zu Magenbeschwerden oder seelischen Störungen.

Der Krebs ist nun mal ein Nesthocker. Er wird länger als andere nach der Hand seiner Mutter greifen und sich nur mühsam ganz abnabeln. Die Familie ist seine Höhle, in der er sich sicher fühlt. Und er wird ein Leben lang Schwierigkeiten haben, sich zu trennen, abzulösen, Abschied zu nehmen.

Krebs-Kinder sind zärtlich und hilfsbereit. Sie sind mitfühlend, wenn es anderen schlechtgeht. Der Tod einer Schnecke kann sie in langanhaltende Verzweiflung stürzen.

Niemals sagt der typische Krebs nein, wenn man ihn um etwas

bittet. Es kommt aber vor, daß er Zusagen nicht einhält, weil er sich überfordert fühlt.

Zum weichen Herz hat er eine ungleichmäßige Leistungskurve mitbekommen. Große Anstrengungen hält er daher nicht immer durch.

Der Krebs-Geborene ist der, der in seiner Phantasie die wildesten Abenteuer besteht. Er bricht auf in die Weite, nach der er sich sehnt – und kehrt am Abend nach Hause zurück. Ein wenig traurig wird er im Fernsehen fremde Welten bestaunen. Nachts dann, in seinen Träumen, erobert er sie alle. Was er braucht, ist Aufgehobensein, Fürsorge, Verständnis. Aber er wird nicht darum kämpfen, sondern voraussetzen, daß sie ihm freiwillig entgegengebracht werden.

Krebse sind oft hilflos dem praktischen Leben gegenüber. Ihnen rutscht die chinesische Vase aus der Hand, und sie bekleckern sich das neue Kleid mit Ketchup.

Außerdem fällt es ihnen schwer, ihr Zimmer in Ordnung zu halten. Sie schaffen es, im Chaos zu leben und schöpferisch zu sein. Man sollte ihnen erlauben, die Wände anzumalen.

Die Farbe des Krebses ist ein blautöniges Lila. Das Blau entspricht der Nacht, in der die Krebse munter werden.

Ihre besten Spielkameraden können Fische- und Skorpion-Kinder sein. Die neigen auch zur Verinnerlichung wie sie selber. Der wirklichkeitsbezogene Steinbock übt aber ebenfalls Anziehung aus.

Auf jeden Fall wird das Krebs-Kind manchmal heulend nach Hause kommen, weil es von jemandem gekränkt wurde. Die Freundschaft wird es deswegen noch lange nicht aufgeben. Krebse sind anhänglich.

Ein bißchen frischer Lebenswind schadet auch nicht. So wird dem Weichtierchen mit den Jahren eine feste Schale wachsen. Und die kann es brauchen.

Inhalt

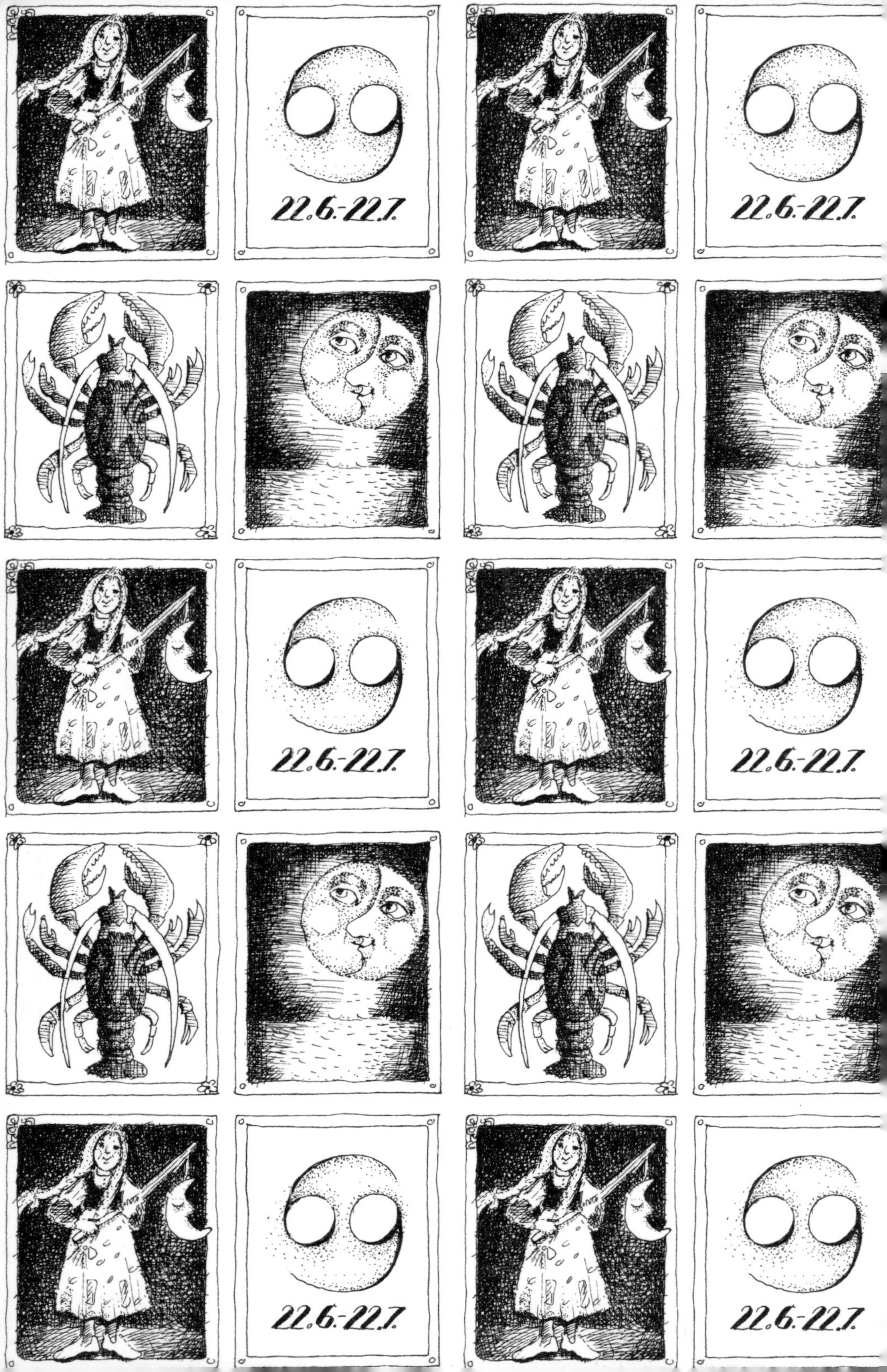
22.6.-22.7.
22.6.-22.7.
22.6.-22.7.
22.6.-22.7.
22.6.-22.7.
22.6.-22.7.